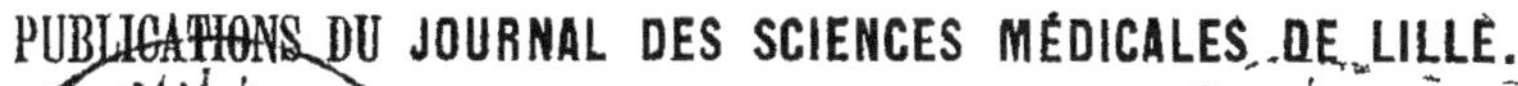

PUBLICATIONS DU JOURNAL DES SCIENCES MÉDICALES DE LILLE.

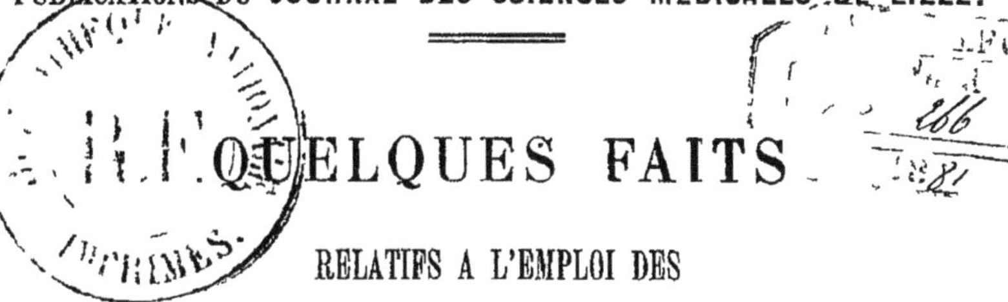

QUELQUES FAITS

RELATIFS A L'EMPLOI DES

PULVÉRISATIONS PHÉNIQUÉES

COMME ANESTHÉSIQUE LOCAL

—

Plaies contuses avec corps étrangers multiples ; Angines de diverses natures.

—

(Note lue à la Société des Sciences médicales de Lille, dans sa séance du 11 mai 1881.)

PAR LE Dr FR. GUERMONPREZ.

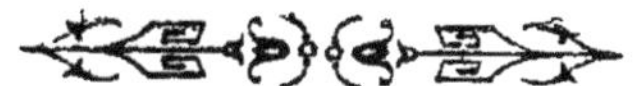

PARIS,
LIBRAIRIE J.-B. BAILLIÈRE ET FILS
19 RUE HAUTEFEUILLE, 19
(près du boulevard Saint-Germain).
1881.

QUELQUES FAITS

RELATIFS A L'EMPLOI DES

PULVÉRISATIONS PHÉNIQUÉES

COMME ANESTHÉSIQUE LOCAL.

Le pansement de Lister est un objet de critiques tellement actuelles, que la Société pourra sans étonnement le trouver de nouveau en discussion.

On sait que l'application prolongée de solutions phéniquées sur les plaies et autour d'elles, diminue notablement la sensibilité de ces parties. Dans deux cas récemment observés, cette propriété s'est manifestée d'une manière qui paraît digne d'être notée.

Le 28 mars, la soigneuse de peigneuse Heilman, (vulgairement dite peigneuse plate), C.... âgée de 28 ans veut retirer un nœud de coton qui était engagé dans le peigne circulaire, et elle le fait sans prendre le temps d'arrêter la marche.

Le peigne circulaire (dont le modèle est présenté à la Société), est un demi-cylindre, composé de dix-sept pièces de cuivre, dites barrettes, disposées parallèlement dans le sens de la génératrice. Sur chaque barrette se trouvent des aiguilles rangées comme des dents de peigne. La longueur, la solidité et le nombre de ces aiguilles se trouvent gradués de la première à la dernière barrette. Le nombre d'aiguilles est de huit par centimètre sur la première, de trente-trois par centimètre sur la dernière.

Pendant le fonctionnement du métier, ce peigne circulaire suit un mouvement de rotation autour de l'axe du demi-cylindre. Le doigt s'est trouvé entrainé par le mouvement, pressé en même temps par le tambour qui oscille à quelques millimètres des aiguilles ; le doigt se trouve comprimé, brise un certain nombre d'aiguilles et ne se dégage qu'après le passage du demi cylindre. Aussitôt après l'accident, on place la main dans de l'eau fraiche, et trois ou quatre heures plus tard, on constate sur l'index de la main gauche, une plaie d'une sensibilité très exagérée. Cette plaie est limitée, du côté de la face palmaire, à un peu plus de la moitié de la phalange terminale ; elle est limitée à la face dorsale vers le milieu de l'ongle. L'aspect n'est pas celui d'une plaie contuse, mais plutôt celui d'une plaie par arrachement. Il existe un lambeau assez long et qui n'est plus adhèrent que par son bord externe Aucune partie n'est restée dans le métier.

Après avoir reconnu la situation, il fallait chercher à débarrasser la plaie des corps étrangers qui devaient s'y trouver, mais qui étaient masqués par un caillot large et épais. Bien que j'eusse tenté de le faire avec toute la douceur et toutes les précautions posssibles, je ne pus parvenir à aucun résultat. La blessée en souffrait trop, elle ne pouvait supporter cette manœuvre. C'est alors qu'une pulvérisation d'eau phéniquée ordinaire fut essayée, à l'aide d'un instrument qui débite une grande quantité de liquide.

Un quart d'heure était à peine écoulé que la malade demandait à être pansée. Il fut alors possible d'enlever, non seulement divers débris de coton, mais aussi un grand nombre d'aiguilles brisées bien fixées profondément, les unes dans la peau, les autres dans la plaie, quelques-unes même dans la phalange. Cet enlèvement fut pratiqué à l'aide tantôt de pinces à disséquer, tantôt à l'aide de la pince à épilation et toujours dans l'atmosphère de la poussière phéniquée du pulvérisateur.

Le pansement Listérien fut appliqué dans les conditions ordinaires et la blessée put reprendre son travail dès le même jour en protégeant le doigt et le pansement à l'aide de précautions appropriées.

Environ quatre semaines plus tard la plaie était complétement cicatrisée.

Cette femme n'a interrompu ses occupations que pendant quelques heures. Elle n'a aucunement souffert.

Le 2 avril, la soigneuse de peigneuse plate, D.... âgée de 25 ans 1/2, est prise de la même manière et pour le même motif dans un métier analogue.

Amenée presque aussitôt, elle est prise de syncope pendant les quelques instants nécessaires pour faire les préparatifs du pansement listérien.

Profitant de cette syncope pour faire rapidement une exploration sans provoquer de douleur, je puis reconnaître diverses plaies des index, médius et annulaire de la main gauche.

Dans l'annulaire et dans l'index se trouvaient implantées trois ou quatre rangées de pointes d'aiguilles serrées et même tassées les unes contre les autres, de façon à agir à la manière d'un instrument tranchant avec cette particularité que, après avoir fait une plaie, elles jouaient le rôle de corps étranger entassé dans un espace insuffisant.

Sur le médius se trouvaient, au niveau de la phalange moyenne, plusieurs rangées analogues, mais moins régulièrement rectilignes, au niveau de la phalange métacarpienne une longue et large plaie par arrachement, plaie dans laquelle étaient fixées deux rangées de pointes d'aiguilles. Dans ces deux rangées, les pointes étaient, non pas serrées, mais bien distantes les unes des autres. Un grand nombre d'autres pointes étaient fixées dans les lambeaux de la plaie.

L'exploration faite pendant la syncope permit d'établir bien vite qu'aucune articulation n'était ouverte, que tous les tendons fléchisseurs et extenseurs étaient découverts et même en partie dilacérés et que, par conséquent, toutes les gaînes synoviales avaient été ouvertes.

Dans ces conditions il était avantageux de ne pas perdre un

instant et d'extraire au plus tôt le plus grand nombre possible de corps étrangers. Mais cet examen interrompant presqu'aussitôt la syncope me força bientôt à compter avec la douleur de la patiente qui refusait absolument de se prêter à ces recherches dont chacun peut apprécier la délicatesse en examinant les pièces.

C'est alors que fut commencée la pulvérisation d'eau phéniquée. Cette pulvérisation fut continuée pendant environ dix à onze minutes.

Après cette pulvérisation, il me fut relativement facile d'enlever tous les corps étrangers, tandis que la blessée était en parfaite possession d'elle même. A l'aide des mêmes instruments que dans le cas précédent, j'enlevai une à une, (quelquefois deux et même trois à la fois) les pointes d'aiguilles. Voulant être renseigné, je les comptai d'abord jusqu'à cent, puis je cessai, mais il n'y a pas d'exagération à admettre que le nombre dépassait 150.

Après un cartain temps j'éprouvai la fatigue et plus encore l'engourdissement des doigts que connaissent tous ceux qui ont fait un maniement assez prolongé des liquides phéniqués. Il fallut alors chercher les corps étrangers en tâtonnant à l'aide de la pince (1).

Il est inutile d'insister sur ce que ce moyen a d'insuffisant : c'est ce qui explique que chaque jour à partir du dixième jour, et jusque vers le vingtième, il ait été possible de voir, tantôt dans la plaie, tantôt sur la surface cutanée de toutes petites pointes noires dont chacune n'était autre que le talon d'une aiguille et qu'il était alors aisé d'enlever.

Le pansement listérien fut appliqué avec exactitude. Il fut tout

---

(1) Après un certain temps de ce travail (qui n'a pas duré moins d'une heure et demie), un certain degré d'engourdissement, qu'augmentait encore la fatigue nécessaire pour tenir entre les mors de la pince les talons d'aiguilles qui étaient complètement enfoncées dans la peau. L'interruption d'un instant, ou le lavage à l'eau fraîche, ne donnaient pas un repos suffisant pour être efficace. Aussi arriva-t-il un moment où les pointes ne pouvaient être trouvées, ni par la pression que la blessée n'appréciait plus que d'une manière obtuse, ni par le doigt du chirurgien dont le toucher n'était plus assez délicat, mais seulement par la pince à epilation dont l'une des branches passée dans chaque sillon, dans chaque excoriation, heurtait parfois un corps dur qui n était autre que le talon d'une pointe.

aussi peu douloureux qu'il l'est d'ordinaire dans les plaies contuses à partir du quatrième jour.

Une petite partie des lambeaux fut sphacélée: Actuellement, (11 mai), la plaie est devenue insignifiante et ne gêne nullement cette femme qui travaille depuis quelques jours (le 7).

Toutefois il reste une flexion de l'articulation phalango-phalangienne dont le fonctionnement provoqué prouve la cause extra-articulaire.

Les deux faits que j'ai l'honneur de soumettre à la Société ne sont pas les seuls; mais ils sont de nature à établir, non pas que la pulvérisation d'eau phéniquée est anesthésique, mais seulement qu'elle diminue notablement la sensibilité, diminution dont j'ai particulièrement profité dans le traitement des plaies contuses, surtout chez les enfants.

Toutefois pour en tirer ce profit, il faut :

Que l'action de cette pulvérisation soit suffisamment prolongée;

Qu'elle soit suffisamment copieuse;

Et il semble que l'appareil ordinaire de Richardson a un débit insuffisant pour y parvenir;

Enfin, il faut que l'eau phéniquée soit à 20 ou 25 pour 1,000. Plus forte, elle détermine un picotement qui devient bientôt douloureux ; plus faible elle est inefficace.

Comme corollaire, ces mêmes pulvérisations d'eau phéniquée ont été employées, non sans succès dans le traitement de la pharyngite et de l'angine des piliers.

Dans le cas d'un tuberculeux connu de M. Baltus et des élèves qui suivent son service du dispensaire, il s'agit d'un homme atteint d'ulcérations très étendues du larynx et du pharynx. Ce malheureux était arrivé à tousser sans discontinuer et à ne plus savoir avaler sans éprouver des douleurs qui lui faisaient redouter le moindre mouvement de déglutition. Les pulvérisations phéniquées lui procuraient un soulagement suffisant pour avaler même quelques aliments solides. Il est juste d'ajouter cependant que ce soulagement n'était que passager et qu'il était indispensable de recommencer la pulvérisation, d'heure en heure, quelquefois même plus fréquemment encore. Chez ce malade, qui a succombé depuis aux progrès de la tuberculose la pulvérisation phéniquée a donné jusqu'à la fin la diminution de sensibilité du pharynx; il n'en a pas été de même de la diminution de fréquence et d'intensité de la toux (1).

Sans insister sur les quelques cas de pharyngite et d'angine des piliers, tous de nature inflammatoire, mais les uns aigus, les autres chroniques, voici, pour finir, l'observation du charretier Sisquens Auguste, âgé de 39 ans.

Le 5 mai, cet homme se trouvant dans la cave d'un estaminet voit près d'un tonneau de bière un verre rempli d'un liquide qui présente la couleur de la bière. Profitant d'un usage admis, il se l'approprie et avale tout d'un trait ce liquide. Reconnaissant aussitôt son erreur, il rejette, autant qu'il peut, de la matière dite « désincrustante » qu'il avait prise par erreur.

Bref, une grande quantité d'eau albumineuse prise immédiatement, un vomissement glaireux survenu environ deux heures plus tard; un purgatif doux, administré le lendemain, tels furent les incidents principaux. Mais ce n'était pas là ce qui préoccupait le plus cet homme qui affirmait ne souffrir que de la gorge.

Tout son pharynx était, en effet, dans un état d'inflammation des plus intenses. Il ne put accepter aucun gargarisme, parce qu'il se trouvait tout-à-fait incapable, à cause de la douleur, d'exécuter le mouvement de se gargariser. Le collutoire employé jusqu'au pharynx était insuffisant. C'est dans ces conditions que j'eus recours aux pulvérisations d'eau phéniquée. Contre mon attente, il en ressentit un soulagement presque immédiat. Bien que de courte durée, ce soulagement était tel que pendant quatre jours cet homme venait de grand matin et revenait le plus souvent possible pendant la journée pour obtenir une nouvelle séance de pulvérisation.

---

(1) Dans plusieurs autres cas cependant, la toux des phtisiques a été notablement diminuée, mais seulement pendant la période qui précède celle de l'expectoration, et alors même que les opiacés ont été sans effet.

Dans la plupart de ces cas d'angine et de pharyngite, la solution employée était de 10 ou 12 gr. d'acide phénique pour 1,000 ; dans tous les autres cas, c'était la solution listérienne.

Il paraît donc juste de conclure que la pulvérisation d'eau phéniquée sans être un anesthésique, contribue à diminuer la sensibilité des plaies récentes.

C'est à ce titre que ce moyen apporte un soulagement dans les angines et pharyngites de nature douloureuse (1).

Le résultat n'est que de courte durée.

Il ne peut être obtenu qu'autant que le titre de sa solution est approprié à chaque cas particulier, et il y a lieu de varier le titre suivant les indications et selon les résultats obtenus.

---

(1) Le *Concours médical* du 11 juin traduit de la *Deutsche Medicinal Zeitung* un article du Dr Gottstein, de Breslau, « sur la valeur de l'inhalation des substances médicamenteuses » L'auteur conclut que les inhalations sont *complètement inutiles* dans *toutes* les maladies du pharynx

Lille-Imp. L Danel

www.ingramcontent.com/pod-product-compliance
Ingram Content Group UK Ltd.
Pitfield, Milton Keynes, MK11 3LW, UK
UKHW021018220726
13924UKWH00001B/54